AF372625

DES SARCOSPORIDIES

ET DE LEUR FRÉQUENCE,

PRINCIPALEMENT CHEZ LES ANIMAUX DE BOUCHERIE,

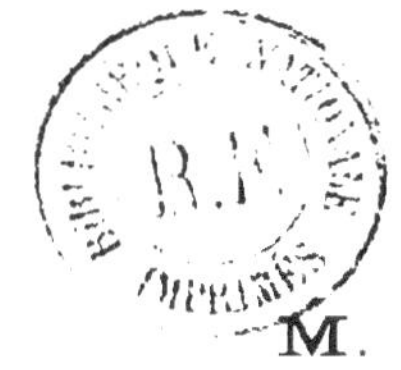

PAR

M. Léon MOULÉ,

MÉDECIN—VÉTÉRINAIRE,

PRÉPARATEUR AU LABORATOIRE DE L'INSPECTION DE LA BOUCHERIE DE PARIS.

VITRY-LE-FRANÇOIS

Typographie PESSEZ et Cᵉ, rue Dominé de Verzet, 13.

1887

DES SARCOSPORIDIES

ET DE LEUR FRÉQUENCE,

PRINCIPALEMENT CHEZ LES ANIMAUX DE BOUCHERIE,

Par M. Léon MOULÉ,

Médecin-Vétérinaire,
Préparateur au Laboratoire de l'Inspection de la boucherie de Paris.

A. — SARCOSPORIDIES DU TISSU MUSCULAIRE.

I. — TISSU MUSCULAIRE PROPREMENT DIT.

La découverte des *sarcosporidies* du tissu musculaire remonte déjà à une époque assez ancienne. Depuis que Miescher les a signalées, pour la première fois, en 1843, dans les muscles de la souris, les recherches ont continué, et, plusieurs zoologistes en ont constaté la présence chez d'autres espèces animales. Signalons, en passant, pour ne citer que les plus remarquables, les travaux de Miescher (1843) — de Rainey (1858) — de Leuckart (1863) — de Manz (1867) — de Perroncito

(1869) — de Cobbold (1879) — de Huet (1882) — de
Laulanié (1884), etc., etc. Enfin, dans ces dernières
années, MM. Balbiani (1884) et Blanchard (1885) ont
publié, chacun de leur côté, deux travaux d'ensemble
qui résument toutes les connaissances acquises jusqu'à
ce jour sur ces curieux parasites. Il peut donc vous
paraître téméraire, surtout de la part d'un zoologiste
nouvellement éclos, de reprendre à nouveau une étude
où il semblerait, au premier abord, qu'il n'y ait rien à
glaner après les savants travaux que je viens de vous
signaler.

Mais les auteurs, qui se sont occupés de cette ques-
tion, se sont bornés à indiquer les cas qu'ils ont vus,
cas que je pourrais appeler accidentels, sans penser
à rechercher quelle était la fréquence des *sarcosporidies* chez les espèces animales où ils les avaient ob-
servées. C'est de cette fréquence que je veux vous en-
tretenir. Pour simplifier mon travail, dont je n'aurais
peut-être jamais vu la fin, si je l'avais continué dans
toute la série zoologique, je me suis limité aux animaux de boucherie, qui m'offraient un champ d'observation des plus vastes. J'ai pu ainsi examiner onze
mille échantillons environ, et, me convaincre, que non-
seulement les Sarcosporidies sont très-fréquentes chez
les animaux destinés à notre alimentation, mais que, de
tous les parasites connus, ce sont pour ainsi dire ceux
qui se trouvent le plus communément dans la série
animale. Mais je dois avant tout vous prévenir qu'il ne
faut pas attribuer à mes statistiques plus d'importance
qu'elles n'en ont, et, que d'autres observateurs, repre-
nant mes recherches, sous d'autres climats, sur d'au-

tres espèces, sur d'autres races, pourraient bien ne pas arriver à des résultats identiques. Si on se reporte aux parasites d'un ordre plus élevé, on voit que la fréquence de certains d'entre eux, notamment des *Trichina spiralis* — *Cysticercus cellulosæ* — *Distoma lanceolatum* et *hepaticum*, est immédiatement placée sous la dépendance de certaines conditions climatériques. Il en est de même des Sarcosporidies. Cependant, à mon humble avis, mes recherches ne sont pas tout à fait dénuées de valeur, car, pendant le même laps de temps, elles ont porté sur certaines espèces animales déterminées, à la criée des viandes, où viennent s'entasser pêle-mêle des animaux de tout âge, de tout sexe, de toute race, de toutes provenances. J'ose même espérer qu'elles auront pour résultat d'indiquer aux chercheurs futurs la voie qu'ils doivent suivre pour rechercher et étudier ces organismes encore incomplètement connus. Mais avant de vous énumérer les résultats de ces recherches, il ne me semble pas inutile de vous indiquer, en quelques mots, les diverses opinions émises au sujet de ces parasites.

Les sarcosporidies, désignées encore sous les noms de psorospermies utriculiformes — tubes psorospermiques, tubes ou utricules de Miescher — corpuscules de Rainey, sont des corps ordinairement fusiformes ou oviformes, tantôt situés dans le tissu conjonctif, tantôt ayant leur siège à l'intérieur des faisceaux primitifs qu'ils distendent par leur présence. Ces cellules allongées sont pourvues d'une membrane généralement striée ou revêtue de cils que certains auteurs ont considérés comme des canalicules. Leur intérieur est divisé en nombreuses loges nettement délimitées, contenant une quantité de corps réniformes ou falciformes, munis de points très brillants, de différentes grosseurs.

Ces productions ont été considérées par les uns comme d'origine végétale (Siebold — Kuhn — Rivolta,) tandis que les autres, et c'est aujourd'hui l'opinion généralement admise, les classent parmi les animaux. La place qui leur est assignée est le troisième ordre de la classe des Sporozoaires, embranchement des Protozoaires.

M. Blanchard a même tenté dans son travail de faire une classification de ces parasites, qu'il différencie suivant la position qu'ils occupent et suivant la structure intime de leur membrane d'enveloppe et de leur contenu.

I. FAMILLE. *Miescheridae*

Siégeant dans les muscles striés { Mince, anhiste ..... 1ᵉʳ genus. MIESCHERIA.
Membrane d'enveloppe .... { Epaissie et traversée de fins canalicules 2ᵉ genus. SARCOCYSTIS.

II. FAMILLE. *Balbianidae*

Siégeant dans le tissu conjonctif.................. } 1ᵉʳ genre. BALBIANIA.
Membrane d'enveloppe mince et anhiste.......... {

Mais, comme il le dit lui-même, cette classification peut paraître prématurée, en raison des connaissances incomplètes que nous avons de ces Sporozoaires.

Quant au mode d'évolution de ces parasites, il nous est totalement inconnu, et, les théories, émises jusqu'à ce jour, ne reposent pas sur des bases fondamentales assez solides pour pouvoir être admises sans contrôle.

Ces parasites, si fréquents dans le tissu musculaire de nos animaux de boucherie, sont-ils susceptibles de produire des effets nuisibles dans l'espèce humaine ? Les expériences entreprises jusqu'à ce jour sont peu probantes et de nouvelles recherches sont nécessaires. Le 15 décembre 1886, un de mes collègues, M. Canal et moi, avons absorbé quelques morceaux de bœuf cru, contenant une certaine quantité de psorospermies, et, nous n'avons jusqu'alors rien ressenti qui soit de nature à nous faire supposer que ces organismes aient évolué dans notre économie.

1° MOUTON (Pl. I).

Les Sarcosporidies du tissu musculaire du mouton ont été signalées par Leuckart (7), 1863 — Krause (8), 1863 — Leisering et Winckler (15), 1865 — Cobbold (18), 1866 — Dammann (19), 1867 — Beale (29), 1878. Mais la plupart de ces observations se rapportent à des kystes psorospermiques, situés sur le trajet de l'œso-phage, et, ne mentionnent que par hasard la présence de ces parasites dans le tissu musculaire proprement dit, où, d'après mes recherches, ils seraient des plus fréquents. En effet, sur 300 moutons examinés, du 1er février 1886 au 1er février 1887, les résultats obtenus ont été surprenants (44).

J'ai examiné d'abord au microscope les muscles de 200 moutons cachectiques, que leur maigreur extrême, la présence d'une quantité considérable d'eau dans le tissu cellulaire inter et intra-musculaire avaient rendus impropres à la consommation. A part quatre cas, j'ai toujours trouvé des Sarcosporidies en quantité plus ou moins considérable, dans les échantillons prélevés dans les différents muscles de l'économie animale. Mes examens ont été des plus simples ; je me suis toujours borné à prendre, au moyen de ciseaux fins, un échantillon de muscle gros comme un fil et à l'écraser entre deux lames de verre. En général, un seul échantillon suffisait, et, ce n'est qu'à de très rares exceptions que j'ai dû recourir à 2, 3, 4, 5 échantillons pour découvrir ces parasites.

Sur 200 moutons cachectiques examinés, 196 présentaient donc des Sarcosporidies, ainsi réparties :

Quantité prodigieuse, c'est-à-dire 5, 6 et même plus sous le champ du microscope..................   42

Beaucoup, c'est-à-dire 4 ou 5 dans toute l'étendue de la préparation........................   112

Peu.......................................   42
                                          ————
                                           196

Ordinairement les Sarcosporidies existaient avec la mention *quantité, beaucoup*, chez les moutons dont la viande était fortement infiltrée, mouillée en terme de boucherie ; tandis qu'au contraire, elles se trouvaient en petite quantité chez les ovinés dont les muscles présentaient peu d'altérations.

Comme moyen de contrôle, j'ai porté mes investigations sur 100 moutons de bonne qualité, choisis parmi les plus gras. Les résultats ont été loin d'être les mêmes que chez les moutons atteints de cachexie aqueuse. Sur les moutons gras je n'ai trouvé que 44 fois la Sarcosporidie sur 100, et encore, m'a-t-il fallu faire de nombreuses coupes, pas moins de cinq et souvent même dix, pour en constater la présence.

D'après ce qui précède, on peut donc en conclure que les Sarcosporidies semblent trouver des conditions d'existence excellentes dans les muscles des moutons cachectiques. Chez plusieurs, elles existaient, en effet, en si grande quantité, qu'il suffisait d'une simple pression sur les lames de verre pour les voir se faufiler entre les fibres musculaires et s'en détacher. La difficulté pour les isoler consistait alors à soulever la lame de verre avec précaution, pour les empêcher de rentrer dans le tissu musculaire, par suite du retrait de l'air et du liquide ambiants.

J'ai examiné pièce par pièce tout le système musculaire d'un mouton qui hébergeait des quantités considérables de Sarcosporidies, et, j'ai constaté que tous les muscles, sans exception, en étaient plus ou moins farcis.

Je poursuis en ce moment mes recherches, afin de voir si la race, l'habitation, le mode d'élevage ont une influence quelconque sur la dissémination de ces parasites, et bien qu'elles soient à peine commencées, je puis dire que sur les moutons cachectiques, provenant de douze départements différents les plus éloignés les uns des autres, j'ai trouvé des Sarcosporidies. J'en ai même trouvé, en plus ou moins grande quantité, sur des moutons gras provenant de la Nouvelle-Zélande — d'Autriche-Hongrie — d'Allemagne.

Les Sarcosporidies du mouton, comme tous leurs congénères, du reste, sont situées dans les faisceaux primitifs, dans l'intérieur même des fibres où elles présentent des formes diverses, suivant leur degré de développement (Pl. I, fig. 1 à 7). A l'état jeune, elles sont petites, ovoïdes (Pl. I, fig. 7) ; mais à l'état adulte, elles prennent un aspect fusiforme, et dilatent le faisceau primitif au milieu duquel elles sont situées. Leur dimension est en moyenne de 1/2 millimètre de long et de 60 à 100 μ de large, même à un faible grossissement. Quand elles sont isolées et quand on a le soin de ne pas exercer une pression trop forte, on voit des cloisons dans leur intérieur, cloisons qui sont d'autant plus apparentes que le grossissement employé est plus fort. Si on les examine avec des objectifs plus forts, soit avec les n°s 7 ou 9 à sec ou le n° 12 à immersion homogène de Vérick (pl. I, fig. 5), — on voit qu'elles sont entourées d'une membrane régulièrement ciliée, beaucoup plus apparente vers les extrémités que sur les parties latérales. Seulement ces cils sont extrêmement fragiles, tellement fragiles même, qu'ils disparaissent sous l'action des réactifs les plus inoffensifs, voire même de la glycérine. C'est ce qui nous avait induit en erreur, au début de nos recherches, et fait classer ce parasite dans le genre Miescheria, alors que par sa structure il appartenait plutôt au genre sarcocystis. Mais, M. Railliet, professeur d'histoire naturelle à l'école vétérinaire d'Alfort, ayant trouvé des psorospermies parfaitement ciliées, je recommençai mes recherches, en ayant soin de n'employer que de l'eau comme réactif, et je pus m'assurer que toutes étaient pourvues de cils, régulièrement disposés et bien apparents. Dans quelques cas cependant, surtout chez les moutons cachectiques à l'excès, dont le tissu musculaire semblait avoir subi un commencement de macération, j'ai trouvé des Sarcosporidies qui, au premier abord, paraissaient dépourvues de cils. Mais en faisant varier la vis micrométrique, on ne tardait pas à voir ça et là, quelques cils épars autour de la membrane, et quelques débris de cils qui avaient disparus à la suite de cette macération prolongée au milieu du liquide dont le tissu musculaire était imbibé.

Cette membrane, même quand elle est apparente, est si mince, qu'elle se rupture sous la moindre pression et il ne reste plus qu'un nuage à peine perceptible, tandis que le contenu, sous forme de corpuscules réniformes et falciformes, se répand dans toutes les directions. C'est même sous cette forme que, dans certains cas, un œil exercé peut constater la présence des corpuscules de Miescher dans les muscles, alors qu'aucun tube n'apparaît dans la préparation. Quand ces parasites sont arrivés à leur complet développement, quand le tissu musculaire est fortement imbibé d'eau, la seule pression des lamelles suffit pour les écraser et alors on ne voit plus dans la préparation que des corpuscules réniformes qui nagent ça et là.

Pour en finir avec les sarcosporidies du mouton, je crois, qu'après les avoir rangées dans le genre sarcocystis, il serait bon de leur conserver l'épithète que leur avait donnée primitivement M. Railliet ; l'épithète de *tenella* (délicate) qui caractérise bien la délicatesse et la fragilité de leur membrane d'enveloppe *(S. tenella)*.

Au moment où je remets ces lignes à l'impression (août 1887), j'apprends que M. le Dr *Huet*, maître de conférences à la faculté des sciences de Caen, s'est occupé, vers la même époque, de recherches analogues, dont il a communiqué les résultats à la Société Linnéenne de Normandie (décembre 1885).

Dans une note que M. le Dr Huet a eu l'obligeance de m'envoyer, il a constaté qu'à Caen les sarcosporidies se trouvaient en abondance dans les muscles du mouton ou du bœuf. Mes recherches n'ayant commencé en réalité qu'en février 1886, et, ma première communication n'ayant été faite, à la Société centrale de médecine vétérinaire que le 25 mars 1886, c'est donc à M. le Dr Huet que revient la priorité d'avoir étudié les sarcosporidies des animaux de boucherie. Mais ce savant docteur qui, en 1882, s'était déjà signalé, en découvrant des sarcosporidies dans les muscles de l'otarie, s'est borné dans ses recherches sur les animaux de boucherie à une simple constatation, tandis que, donnant aux miennes un champ plus vaste, j'ai pu dresser, je crois, une statistique aussi exacte que possible, sur la fréquence de ces parasites dans le tissu musculaire, statistique qui corrobore exactement les recherches simultanées du savant maître de conférences de la faculté des sciences de Caen.

2° CHÈVRE (Pl. II).

Nous ne trouvons que peu d'indications bibliographiques au sujet des sarcosporidies du tissu musculaire de la chèvre. On ne peut citer que celles de Pagenstecher (17), 1866 — de Niederhäusern (25), 1873 ; et, encore ce dernier a-t-il décrit des kystes psorospermiques, trouvés dans les muscles du larynx, qui se rapportent à ces productions parasitaires qui ont leur siège dans le tissu conjonctif.

Les Sarcosporidies sont bien moins fréquentes chez les chèvres que chez les moutons, car sur 100 chèvres maigres ou cachectiques je n'ai constaté que 46 fois la présence de ces parasites, savoir :

> Chez 4 en quantité.
> 19 beaucoup, plusieurs.
> 23 peu (1 à 3 sur 10 coupes).
> ──
> 46

Chez les chèvres grasses, cette constatation s'est élevée à 33 pour cent, savoir :

> Chez 1 en quantité.
> 4 beaucoup.
> 28 peu.
> ──
> 33

L'écart entre les chèvres maigres ou cachectiques et les chèvres grasses est donc peu considérable. La seule différence appréciable consiste dans la présence d'un plus grand nombre de ces parasites dans les coupes provenant d'animaux cachectiques hébergeant des sarcosporidies que dans celles prélevées sur des animaux en bon état d'embonpoint. Mais que nous sommes loin de cette quantité prodigieuse de sarcosporidies qui élisent leur domicile dans le tissu musculaire des moutons atteints de cachexie aqueuse. Chez les chèvres, même chez les chèvres cachectiques, ce n'est qu'à de très rares exceptions que nous avons trouvé de ces parasites dans le premier échantillon de tissu musculaire ; dans la plupart des cas, pour ne pas dire toujours, il nous a fallu faire 4, 5 et même 10 coupes pour en constater la présence.

Ce parasite est cependant à peu près identique à la *sarcocystis tenella* ; comme elle, il a son siège dans l'intérieur d'un faisceau primitif (fig. 1). Seulement on éprouve beaucoup plus de difficulté à l'isoler et la simple pression sur les lames de verre ne suffit pas. Il faut agir ici par dissociation parce que les fibres musculaires de la chèvre sont beaucoup plus serrées et peu distendues par les liquides, même chez les cachectiques.

Les sarcosporidies de la chèvre sont beaucoup plus grosses que celles du mouton, et, dans la plupart des cas, elles peuvent atteindre le double de leur volume en grandeur et en grosseur. Comme elles, elles sont divisées en loges nombreuses d'où s'échappent des quantités de corpuscules réniformes ou falciformes, identiques à ceux que nous avons déjà signalés. La membrane d'enveloppe diffère un peu, en ce sens qu'elle est beaucoup plus épaisse et plus résistante (fig. 2 et 3). Les cils sont également plus apparents, et, contrairement à ceux de la *sarcocystis tenella,* ils résistent à la plupart des réactifs colorants, même à la glycérine, si utile pour la conservation de la plupart des préparations.

Comme aucune dénomination n'a été donnée aux psorospermies de la chèvre, je laisse à des personnes plus autorisées le soin de les dénommer.

3° BŒUF (Pl. III et IV).

Quand il s'agit des Sarcosporidies des bovinés les indications bibliographiques sont encore plus rares. Bien que Krause (8), 1863, les ait trouvées dans les muscles de l'œil d'un bœuf — Cobbold (18), 1866, et Perroncito (27) 1874, dans le cœur — Manz (20), 1867, dans le crémaster d'un taureau, il faut remonter jusqu'en 1878 pour voir signaler leur présence dans le tissu musculaire proprement dit. Cette découverte est due à Beale (29) qui a rencontré ces parasites chez des animaux bien portants, mais le plus souvent et en nombre parfois considérable chez les animaux atteints de peste bovine.

En France, cette constatation n'avait pas encore été faite, que je sache, et pourtant le tissu musculaire des bovinés renferme des Sarcosporidies, qui cependant y sont bien moins nombreuses que chez la chèvre et le mouton. Sur 100 bœufs, saisis pour maigreur extrême, et, chez lesquels la graisse faisait complètement défaut pour ainsi dire, et dont les muscles pour la plupart étaient infiltrés d'une sérosité plus ou moins abondante, j'ai trouvé 37 fois des sarcosporidies. Mais il faut ajouter que ces parasites n'y existaient pas en grande quantité, car je ne puis citer que onze cas avec la mention beaucoup ou plusieurs ; chez les 26 autres c'est à peine si on en trouvait une ou deux sur 10 coupes.

Cette proportion était encore de beaucoup inférieure chez les bovinés gras, car sur 50 animaux, en bon état d'embonpoint, je n'en ai trouvé que 3 dont les muscles contenaient des sarcosporidies, et, encore y étaient-elles en petite quantité (1 ou 2 sur 10 coupes). Il semble donc que c'est chez les bovinés maigres, comme chez les moutons cachectiques qu'on trouve le plus souvent ces parasites.

Par leurs dimensions, les sarcosporidies des bovinés se rapprochent beaucoup de celles de la chèvre ;

comme elles, elles sont situées dans l'intérieur des faisceaux primitifs ; comme elles, elles sont entourées d'une
membrane ciliée assez résistante qui laisse échapper
par la pression des corpuscules réniformes ou falciformes pourvus de plusieurs points brillants. (Pl. III,
fig. 4, 5, 7). On constate cependant une légère différence que Beale avait, paraît-il, déjà remarquée. Si on
les examine à un assez fort grossissement (objectif 9 à
sec ou 12 à immersion homogène, Vérick), en faisant
varier la vis micrométrique, la bordure ciliée, se trou-
vant sur un plan inférieur, devient moins nette et on
voit apparaître à la surface de l'utricule des cils ou des
prolongements filiformes qui lui donnent un aspect
hirsute, ce qui m'engagerait, sous toutes réserves, à
donner à cette *Sarcocystis* l'épithète de *hirsuta* ?

Ces sarcosporidies que je viens de décrire sont toujours invisibles à l'œil nu, et, comme pour celles du
mouton et de la chèvre, il faut un assez fort grossissement pour les bien voir (objectifs 2 ou 4 de Vérick).
Mais il n'en est pas toujours ainsi, car le 7 décembre
1886, j'ai eu l'occasion d'en observer à l'œil nu dans
les muscles d'un bœuf. A la surface des muscles abdo-
minaux apparaissaient de petits filaments, gros comme
un fil de coton (Pl. III, fig. 1), d'un centimètre environ de longueur, tranchant par leur couleur jaune
pâle ou blanc sale sur la teinte rouge du tissu musculaire, dont ils suivent la direction des fibres. Depuis,
j'ai trouvé plusieurs fois quelques-uns de ces parasites, visibles à l'œil nu, aussi bien chez les animaux
maigres que chez les animaux gras, et, de préférence
dans les muscles de l'abdomen. Mais il m'a été impos-

sible de dresser une statistique, car bien que visibles,
ils sont très-difficiles à trouver en raison de leur ra-
reté ; dans bien des cas, c'est à peine si on peut en
voir un ou deux sur une surface de 50 centimètres.

Ces petits corps, qu'il est facile d'isoler au moyen
d'une aiguille à dissection, sont des Sporozoaires identiques à ceux que nous venons de décrire. Bien qu'ils
paraissent volumineux, par rapport à un faisceau primitif, ils n'en logent pas moins dans l'intérieur de ces
faisceaux qu'ils distendent outre mesure. Comme les
précédents ces parasites sont pourvus d'une membrane
ciliée, munie à sa surface de prolongements filiformes.
En les examinant avec l'objectif 4 de Vérick, on voit très-
nettement se dessiner à leur surface des divisions enche-
vêtrées les unes dans les autres, divisions qui repré-
sentent des loges contenant une quantité de corps réniformes.

Ces sarcosporidies géantes se prêtent très-bien à
l'étude ; et, si on recherche de préférence celles du
mouton, à cause de leur quantité prodigieuse et de la
facilité à les isoler, on fera bien pour tâcher de découvrir la nature, la structure intime, la transformation
de ces curieux parasites, de recourir à ceux qui sont
visibles à l'œil nu.

4° PORC (Pl. IV, V, VI, VII).

De toutes les sarcosporidies ce sont celles du porc
qui sont les mieux connues. Herbst (3), 1851 — Rainey
(6), 1858 — Leuckart (7), 1863 — Waldeyer (9), 1863

— Krause (8), 1863 — Rupprecht (10), 1864 — Lieberkühn (11), 1864 — Wirchow (13), 1865 — Ripping (14),
1865 — Kühn (12), 1865 les ont bien signalées, mais
la description la plus complète qui en ait été faite est
due à Manz (20), 1867.

La plupart de ceux qui ont étudié ces productions,
avaient observé qu'elles étaient très fréquentes dans le
tissu musculaire du porc, et, considéraient cet animal
comme étant le plus souvent envahi par les sarcosporidies. Or, d'après les statistiques précédentes, il est facile de voir que le porc ne doit occuper que le 3° rang,
tandis que la première place doit être jusqu'à présent
réservée au mouton. Si sur les moutons cachectiques
on constate la présence des sarcosporidies 99 fois sur
100, il n'en est pas de même chez les suidés. Sur 100
porcs gras, je n'en ai trouvé que 39 qui étaient atteints
de psorospermose, savoir :

> En quantité chez   7.
> Beaucoup   —   15.
> Peu   —   17.

Chez les 50 porcs maigres que j'ai examinés, la proportion était moindre, soit 18 sur 50. Mais toutes les
fois que les sarcosporidies ont été constatées, elles l'ont
été avec la mention quantité, beaucoup. Dans un cas
même, ainsi qu'on peut le voir dans la planche VII, la
proportion de ces parasites était tellement considérable
que les faisceaux musculaires semblaient avoir disparu
pour leur faire place. Mais dans ce cas, le tissu musculaire était décoloré, d'un rose pâle et infiltré d'une sérosité abondante, indice d'un état cachectique très pro-

noncé, dû sans doute à la présence de ces sarcosporidies.

Quant aux porcs ladres, qui ont été considérés jusqu'ici comme les véritables hôtes des sarcosporidies, je n'en ai examiné que 26 et je n'ai trouvé que 16 fois les parasites dont nous venons de parler.

Ici, contrairement à ce que nous avons vu chez les moutons, la chèvre et le bœuf, ce serait chez les porcs gras que ces parasites trouveraient les meilleures conditions d'existence. Ce fait n'a rien qui doive nous étonner, car le porc, véritable musée ambulant d'organismes de toutes sortes, est un animal qui paraît le plus réfractaire aux accidents pathologiques que les parasites peuvent déterminer par leur présence.

J'ai vu fréquemment, en bon état d'embonpoint, des porcs dont le tissu musculaire était envahi par une multitude de cysticerques ladriques.

D'un autre côté, les statistiques peuvent avoir des écarts considérables, suivant le milieu où on opère. On sait, en effet, que dans certains départements, les porcs sont élevés dans les porcheries, en stabulation permanente, tandis que dans d'autres, ils sont menés à la glandée. Or le pacage, l'élevage en liberté sont les conditions qui prédisposent le plus à contracter les germes des maladies parasitaires. Ainsi en Bretagne, où les porcs sont élevés en grandes bandes, dans ces conditions, les *cysticercus cellulosae* sont très-fréquents sur ces animaux. Il en est de même des sarcosporidies, car sur 50 porcs bretons nous en avons trouvé 22 fois, tandis que nous n'en avons vu que 13 fois sur les porcs de race normande, d'ordinaire plus sédentaires.

Les sarcosporidies du porc, ainsi que Manz et Hessling l'avaient remarqué déjà, se présentent dans le tissu musculaire, à un faible grossissement, sous forme de masses plus ou moins allongées, suivant le plus ou moins de contraction des muscles. Situés dans les faisceaux primitifs, ces organismes, auxquels on a donné le nom de *Sarcocystis Miescheri* (Ray Lankester 1882), sont entourés d'une membrane très-épaisse, surtout au niveau des extrémités, et traversée par des lignes serrées que les uns considèrent comme des canalicules et les autres comme des cils ou des fissures produites dans la cuticule. Mais cette membrane ciliée se présente sous divers aspects, suivant l'état de développement des parasites. Ainsi, quand les sarcosporidies sont jeunes, la membrane est plus mince et à peu près de même épaisseur dans toute son étendue, et pourvue de cils disposés régulièrement et parallèles. Dans l'intérieur des utricules de Miescher jeunes, on ne voit pour ainsi dire pas de loges, mais seulement des corpuscules brillants, en plus ou moins grand nombre. Quand les sarcosporidies sont arrivées à leur complet développement, le cloisonnement est très apparent et les corpuscules brillants n'existent plus à l'état isolé que dans les vides situés aux extrémités. La membrane est beaucoup plus large, surtout au sommet, et les cils affectent une disposition irrégulière, et paraissent comme ondulés, surtout si on exerce une pression sur les lames de verre. Il existe bien entendu beaucoup d'intermédiaires entre ces deux phases extrêmes que nous venons de signaler.

Bien que cette cuticule soit un peu épaisse, sous une pression un peu forte, elle se désagrège, et, il en sort une quantité de corpuscules réniformes et de points brillants isolés. Ces corpuscules, auxquels on donne une longueur de 6 à 9 μ et une largeur de 3 à 5. affectent les formes les plus diverses, tantôt ils sont globuleux, tantôt ils sont ovalaires, falciformes, mais en général c'est la forme réniforme qui domine. Ils sont munis généralement d'un gros point brillant.

Les tubes ont de 1 ^{mm} de long en moyenne et 80 μ de large.

Quelquefois, mais rarement sans doute. on trouve 2 sarcosporidies dans le même faisceau musculaire. ainsi que nous pouvons le voir dans la planche IV. fig. 2, faite d'après une préparation de M. Railliet.

Jusqu'alors nous avons vu que les sarcosporidies peuvent exister dans le tissu musculaire, sans déterminer d'altération appréciable autre qu'une dilatation des faisceaux primitifs, dans lesquels elles sont enclavées. Cependant, dans quelques cas, rares il est vrai, ces productions parasitaires déterminent dans les muscles une sorte d'irritation et provoquent des désordres anatomiques, caractérisés par l'imprégnation de sels calcaires, et formation de granulations blanchâtres, jaunâtres, dures, criant sous l'instrument tranchant, de la grosseur d'une tête d'épingle à celle d'un grain de mil.

Ces granulations ont été signalées pour la première fois par M. Perroncito, de Turin (22), 1869, et étudiées d'une façon magistrale par M. Laulanié, de Toulouse (36), 1884. Depuis, elles n'ont été constatées que trois fois dans le service de l'inspection de la boucherie de Paris, ce qui est relativement peu, si on songe aux milliers de porcs qui, chaque année, sont livrés à la consommation.

Les désordres qu'elles produisent sont de deux sortes, tantôt ils sont limités aux faisceaux primitifs, au milieu desquels ces granulations sont enclavées, ainsi qu'on peut le voir sur une coupe transversale ; tantôt les tissus musculaires et conjonctifs qui les entourent participent à l'inflammation. Dans le premier cas, les champs de Conheim ne paraissent avoir subi aucune altération, et au milieu des faisceaux primitifs attaqués, on ne voit qu'une cavité centrale, ovoïde, où les corps réniformes ont à peu près disparu, pour être remplacés par des globules purulents et des blocs de sels calcaires.

Dans le second cas, les altérations sont plus ou moins étendues, suivant le degré d'évolution des granulations. Généralement on constate des blocs calcaires, disséminés au milieu de foyers purulents circonscrits par une zone périphérique de prolifération. Mais les produits inflammatoires se sont insinués entre les faisceaux primitifs qu'ils détruisent progressivement, les remplaçant par des masses de tissu conjonctif plus ou moins épaisses, riches en cellules embryonnaires. En un mot, on se trouve en présence d'une myosite interstitielle, diffuse qui, dans certains cas, a revêtu la forme nodulaire des granulations tuberculeuses. Ces altérations ne sont pas toujours aussi prononcées, tantôt on voit des granulations à leur début qui possèdent en leur centre un sac psorospermique, tantôt, à côté de ces produits inflammatoires, existent des sarcosporidies encore intactes.

5° CHEVAL.

En 1872, (24) M. Siedamgrotzki, professeur à l'école vétérinaire de Vienne, a vu dans les muscles du cheval, notamment dans les muscles de l'œsophage, du pharynx, du diaphragme, de nombreuses stries blanchâtres, fusiformes, assez faciles à distinguer à l'œil nu, pouvant avoir 3 à $4^{m/m}$ de long. Ces stries ou tubes de Miescher contenaient dans leur intérieur des corpuscules réniformes ou semi-lunaires, de 8 à 16 μ de long sur 4 μ de large. Généralement ces productions déterminaient par leur présence des altérations particulières du tissu musculaire. On a constaté souvent la multiplication des noyaux du sarcolemme, prolifération du tissu conjonctif et enfin dégénérescence calcaire, comme chez le porc.

Dans mes recherches sur les sarcosporidies du cheval, je n'ai jamais vu ces altérations, et ce n'est que le 26 juin 1887 que j'ai observé sur un muscle des sarcosporidies géantes, visibles à l'œil nu, analogues à celles que j'ai déjà signalées chez le bœuf. Le reste de mes observations se rapporte à des sarcosporidies invisibles à l'œil.

Malgré de nombreuses dissociations, il m'a été jusqu'ici impossible de pouvoir préciser si ces organismes sont pourvus d'une membrane ciliée ou non, tant ils contractent d'adhérence avec le faisceau musculaire dont on ne peut les isoler complètement.

Sur 72 chevaux gras ou demi-gras soumis à l'examen,

je n'ai trouvé que quatre fois des sarcosporidies et encore en très petite quantité.

Quant aux chevaux maigres, j'en ai examiné 65 et j'ai trouvé 13 fois des sarcosporidies ; 2 fois, en assez grande quantité, et 11 fois, 1 ou 2 au plus sur 10 échantillons.

6° Souris, Rat (Pl. VI, fig. 2 et 3).

Les sarcosporidies de la souris ont été signalées par Miescher (1), professeur à Bâle, en 1843 ; et cette découverte a servi de point de départ pour la constatation de ces parasites dans le tissu musculaire des autres espèces animales. Ces mêmes organismes ont été trouvés chez les rats et les souris par Siebold (2), 1843. — Bischoff, de Giessen, 1845. — Kühn (12), 1865. — Pagenstecher (17) 1866. — Manz, de Fribourg, (20) 1867.

D'après Miescher, ces tubes, allongés dans le sens des fibres, de 1, 2 à 3 mill de long, et dont l'épaisseur est 4 à 6 fois plus considérable que celle des faisceaux musculaires, seraient renfermés à l'intérieur de la gaine du sarcolemme. Ils contiennent des corpuscules réniformes de 9 à 14 μ de long, et de 3 à 6 μ de large. Miescher considère ces tubes comme pourvus d'une membrane, mais d'une membrane anhiste, c'est-à-dire non ciliée. Ces sarcosporidies du rat sont en effet dépourvues de cils, ainsi que j'ai pu m'en convaincre d'après mes propres observations. J'ai examiné 16 rats, provenant du marché Saint-Germain, et je n'en ai trouvé que 2 avec sarcosporidies dans le tissu musculaire. En raison de l'absence de cils sur la membrane d'enve-

loppe on peut conserver à cette sarcosporidie le nom de
Miescheria muris (R. Bl. 1885), qui leur a été donné
par M. Blanchard.

7° OTARIE (Pl. VIII, fig. 1, 2, 3).

Le Dr Huet (31), maître de conférences à la Faculté
des sciences de Caen, a signalé, le premier, 1882, les
sarcosporidies dans le tissu musculaire d'une otarie,
morte au jardin des Plantes de Paris ; et, c'est même
la seule observation de ce genre relative à la présence
de ces parasites chez les carnivores.

Dans l'otarie, les tubes de Miescher, dont les muscles sont pour ainsi dire farcis, sont des corps fusiformes, très allongés, d'une extrême ténuité, situés dans
l'intérieur des faisceaux primitifs. Ils mesurent en longueur de 0,3^{mm} à 1, 2 et même 4^{mm}, et en largeur de
20 à 30 μ. On trouve également dans l'intérieur de ces
tubes des corps réniformes ou en forme de croissants,
pourvus d'une enveloppe renfermant une substance
hyaline et un amas granuleux. D'après M. Balbiani qui
a fait de cette sarcosporidie une description magistrale,
le membrane d'enveloppe serait anhiste, et rappelle-
rait celle des sarcosporidies des souris. La cavité de la
Miescheria Hueti (R. Bl. 1885) ne serait pas divisée
en loges. J'ai eu entre les mains un échantillon de
muscle de cette otarie, conservé dans le liquide de
Muller. J'ai pu faire des coupes transversales, mais je
n'ai pu parvenir à isoler les sarcosporidies qui, par
suite de leur longue conservation, avaient conservé une
adhérence extrême avec le tissu musculaire.

8° Singe.

C'est à Ratzel (21) 1868, qu'on doit la mention des sarcosporidies dans le tissu musculaire du singe. Les muscles de ce singe (Magot), mort des suites d'une paralysie, étaient farcis de tubes psorospermiques. On trouvait, en moyenne, un tube par centimètre carré. Ces tubes fusiformes, longs de 2 à 3 mill. sur $0,2^{mm}$ de large, renfermaient des corpuscules, tantôt arrondis, tantôt ovales, de 4 à 6 μ. Pour Ratzel, l'enveloppe de ces tubes était anhiste ; cependant il mentionne partout autour de cette membrane, surtout aux deux pôles, de fins piquants qui pourraient faire supposer à l'existence de cils.

9° Divers.

Les sarcosporidies du tissu musculaire ont été signalées sur d'autres espèces, mais, comme cette constatation n'a été faite qu'une seule fois, nous ne les citerons que sous toutes réserves.

C'est ainsi que Th. Von Hessling (5) 1846, Manz (20) 1867, en font mention dans les muscles du poitrail d'un chevreuil, — que Kühn (12) 1865 les a signalées chez la poule, — Krause (8) 1863, dans les muscles de l'œil du chien, du chat, — Manz (20) 1867, chez le lapin, — et enfin Pagenstecher (17) 1866, chez un Potamochœrus larvatus.

Jongh (38), vétérinaire militaire à Batavia, a vu dans plusieurs provinces de l'île de Java, notamment à Palembourg, dans les muscles de différents animaux, surtout chez les buffles, de petites nodosités blanchâtres, ovales, de 1/4 à 1/2 centimètre de long, contenant des corps réniformes ou falciformes. Jongh les trouvait surtout dans les muscles de l'œsophage de la base de la langue du diaphragme de la cuisse. Ces parasites doivent, selon toutes probabilités, se rapporter à ceux qui ont leur siège dans le tissu conjonctif.

II. — SARCOSPORIDIES DU CŒUR (Pl. VIII).

Les sarcosporidies du cœur ont été signalées chez le bœuf, le veau, le mouton, par Hessling (3) Cobbold (18) 1866. — Perroncito (22), Sticker, 1886 (41). Elles sont assez fréquentes et nombreuses dans cet organe, car Cobbold estime que dans une once de cœur de bœuf ou de mouton, il peut y avoir 1,000 tubes environ. Sur 50 cœurs de moutons cachectiques, j'ai toujours vu des sarcosporidies en quantité considérable, et d'autant plus nombreuses que les coupes portaient sur des points les plus rapprochés de l'endocarde. J'en ai également trouvé dans le cœur des porcs gras, une fois sur 10. Quelques auteurs les ont également signalées dans les fibres de Purkinje. J'en ai également observé dans le cœur du bœuf.

Ces organismes diffèrent de ceux du tissu musculaire proprement dit, par leurs formes ordinairement ovales, ovoïdes, au lieu d'être allongées, fusiformes comme ceux que nous avons décrits jusqu'alors. Hessling les considère comme revêtus d'une membrane anhiste, et je me rangerais volontiers de son avis, car dans mes préparations, je n'ai pu voir de cils dans la membrane d'enveloppe. Cependant elles doivent être de même nature dans le cœur du mouton, que celles du tissu musculaire proprement dit, qui sont manifestement ciliées. Il peut se faire que ces cils existent et qu'ils ne soient pas appréciables à nos sens à cause des difficultés de la préparation. Comme les utricules de Miescher, les sarcosporidies du cœur contiennent des corpuscules ovales ou réniformes.

Perroncito a vu, paraît-il, dans le cœur d'une vache, des sarcosporidies visibles, sous la forme de nombreux petits points blancs, jaunâtres.

B. — SARCOSPORIDIES DU TISSU CONJONCTIF.

I. — Moutons. — Chèvres.

Indépendamment des sarcosporidies du tissu musculaire, on peut en trouver qui ont exclusivement leur siège dans le tissu conjonctif.

En général, ces productions se montrent sous forme de nodules, gros comme un grain de blé, un petit pois, une noisette, remplis d'une matière blanchâtre, caséeuse, qui, examinée à un fort grossissement, paraît

exclusivement composée de corpuscules falciformes.
Elles ont été signalées par Leisering et Winkler (15)
1864 — Dammann (19) 1867 — Zürn (26) 1874 — Nie-
derhaüsern — Morot (45) 1885 — Railliet (44) 1886, sur
le mouton et la chèvre, et, par Siedamgrotzky (24) 1872,
sur le cheval.

Ces nodules se rencontrent ordinairement au voisinage de l'œsophage, du larynx, du pharynx, des joues,
des lèvres, de la langue. On peut en voir également
dans les régions du cou, de l'épaule, dans les parois
du thorax, de l'abdomen et même dans la cuisse. Mais
on les rencontre, le plus souvent, au voisinage du pharynx, du larynx, de l'œsophage, où ils existent parfois
en quantité si considérable qu'ils peuvent déterminer
des accidents asphyxiques.

C'est pourquoi Leisering, Winkler, Dammann, Nie-
derhaüsern, Zürn, etc., qui ont observé ces accidents,
considèrent ces productions comme nocives et pouvant
déterminer la mort des animaux, qu'ils expliquent par
l'œdème de la glotte, consécutive à l'inflammation du
pharynx, due à la présence de ces nodules. Mais ces
faits ne sont qu'accidentels, car d'après les statistiques
de notre distingué collègue Morot, faites sur les moutons, sacrifiés à l'abattoir de Troyes, nous voyons que
ces nodules existent aussi bien chez les moutons gras,
bien portants, que sur les moutons maigres cachectiques.

Sur 900 ovinés qu'il a examinés, 272 présentaient des
kystes psorospermiques œsophagiens. 156 de ces animaux étaient de 1re qualité ; 101 de 2e ; 2 maigres. La
quantité des nodules observés variait suivant les ani-

maux de 1 jusqu'à 60, 70 et même 227 (plus de 128 dans la langue) constatés sur un seul animal. Tous les animaux étaient bien portants, même le dernier dont les organes étaient farcis de nodules, et chez aucun on ne constatait aucune trace d'œdème ni d'inflammation.

Pour Leisering, Dammann, etc., etc., ces nodules auraient leur siège dans la couche musculeuse des organes, où on constate leur présence. Mais M. Railliet croit qu'ils se développent primitivement et exclusivement dans le tissu conjonctif. En effet, si on pratique des coupes de ces kystes, on voit qu'ils sont entourés d'une membrane anhiste, très délicate, et qu'à l'intérieur existe un cloisonnement, un réseau à mailles variables, au milieu desquelles se trouvent des corpuscules réniformes. En conséquence, M. Railliet classe ces parasites parmi les Balbianidae et leur donne le nom de *Balbiania gigantea.*

II. — Kanguroo des rochers.

M. R. Blanchard (39), 1885, a observé sur un kanguroo des rochers (*Macropus, (Petrogale), pénicillatus*), mort au jardin d'acclimatation, 1884, des sarcosporidies dont le siège était en dehors du tissu musculaire.

Dans le gros intestin de cet animal, existaient des petits points blancs, de la taille d'un grain de mil, situés dans l'épaisseur de la couche conjonctive sous muqueuse, et renfermant dans leur intérieur de nombreux corpuscules réniformes, analogues à ceux des tubes psorospermiques du tissu musculaire.

Ces kystes sphériques, en assez grande quantité, avaient de 0,71^{mm} à 1,23^{mm} de long et de 0,56^{mm} à 0,93^{mm} de large. Leur paroi très mince, anhiste, pouvait mesurer 0,7 μ d'épaisseur.

Sur les coupes on constatait que l'intérieur de ces kystes était formé d'un réticulum à mailles serrées, irrégulières, qu'au premier abord on prenait pour des cloisons. Mais après un examen attentif, M. Blanchard vit que ces prétendues cloisons n'étaient que les parois des vésicules de tailles inégales, fortement serrées les unes contre les autres, et contenant dans leur intérieur de nombreux corps réniformes. Ces corps falciformes de 9, 8 à 12 μ de long, et de 4 à 5 μ de large se composaient d'une matière protoplasmatique, de granulations et d'un point brillant situé à chacune de leurs extrémités.

BIBLIOGRAPHIE.

1. 1843. F. MIESCHER. — Ueber eigenthümliche Schläuche in den Muskeln einer Hausmaus.

Berichte über die Verhandl der naturforsch. Gesellschaft in Basel. v. p. 198, 202.

2. 1843. C. TH. VON SIEBOLD. — Bericht über die Leistungen im Gebiete der anatomie und Physiologie der wirbellosen Thiere in dem Jahre 1842. (Muller's archiv. 1843.

3. 1851. Herbst. — Nachrichten von der G. A. Universität und der K. Gesellschaft der Wissenschaften zu Göttingen. N° 19, 1851.

4. 1851. C. Th. von Siebold. — Zeitschrift für viss. Zoologie. V. p. 199.

5. 1854. Th. von Hessling. — Histologische Mittheilungen. Zeitschrift für wissenschaftliche zoologie. Von H. Siebold et Köllicker. V. p. 189. 1854.

6. 1858. G. Rainey. — On the structure and développement of the Cysticercus cellulosœ, as found in the muscles of the pig.
Philosophical transactions. CXLVII. 111, 127.

7. 1863. Leuckart. — Die Parasiten des Menschen. 1 édit. 1863. 2 édit. 1879.

8. 1863. W. Krause. — Ueber die Endigung der Muskelnerven. Zeitschrift für rationnelle Medicin. XVIII.

9. 1863. W. Waldeyer. — Ueber Psorospermiencysten in den Muskeln des Schweines.
Centralblatt für die med. Wissenschaften. I. p. 849.

10. 1864. Rupprecht. — Die Trichinenkrankheit im Spiegel der Hettstedter Endemie betrachtet.

11. 1864. Lieberkühn. — Ueber Psorospermien.
Muller's archiv für anat. und phys. 1864. Sitzungsberichte der Gesellschaft naturforscher Freunde zu Berlin. 1864.

12. 1865 .Jul. Kühn. — Untersuchungen über die Trichinenkrankheit der Schweine.

Mittheilungen des landwirthschaftlichen Institutes der Universität Halle. 1865.

13. 1865. R. Virchow. — Darstellung der Lehre von den trichinen.

Berlin, 1864, voir p. 20.

R. Vichow. — Zur trichinen Lehre. Virchow's archiv. XXXII. 1865. v. p. 356.

14. 1865. L. H. Ripping. — Beiträge zur Lehre von den pflanzlichen Parasiten beim Menschen. Zeitschrift für rationnelle Medicin. XXIII.

Voir page 139, Ueber die Miescher 'schen Schlaüche.

15. 1865. Leisering und Winkler. — Psorospermienkrankheit beim Schafe.

Bericht über das Veterinärwesen im Königreiche Sachsen, 1865. Virchow's archiv für pathol-Anatomie. XXXVII. p. 431. 1865.

16. 1866. R. Leuckart. — Untersuchungen über Trichina spiralis. Leipzig. p. 112.

17. 1866. H. Al. Pagenstecher. — Die trichinen 2 édit. Leipzig. 1866 (97-99).

18. 1866. Sp. Cobbold. — Remarks on spurions Entozoa in diseased and healthy cattle. Lancet. I. p. 88.

19. 1867. C. Dammann. — Ein Fall von ,, Psorospermienkrankheit ,, beim Schafe.

Virchow's archiv. XLI p. 283.

20. 1867. W. Manz. — Beiträge zur Kenntniss der Miescher' schen Schläuche.

Archiv für mikr. Anatomie. III p. 345.

21. 1868. Fr. Ratzel.— Beschreibung einiger neuen Parasiten. (Psorospermien in Affenmuskeln.)

Archiv. fur naturgeschichte. I. 150, 154.

22. 1869. Ed. Perroncito. — Poche parole intorno ai corpusculi di Rainey.

Medico veterinario. Torino. 1869.

Concrezioni nei presciutti provenienti del Parmigiano. 1869

23. 1870 K. Lindemann. — Die gregarinen und Psorospermien als Parasiten des Menschen.

Bulletin de la Soc. des nat. de Moscou. XXXVI. 1863.

Ueber die hygenische Bedeutung der gregarinen. Deutsche Zeitschrift für Staatsarzneikunde.

Analysé par Beaunis. Gazette méd. de Paris. 86. 1870.

24. 1872. O. Siedamgrotzky. — Psorospermienschlaüche in der Muskulatur der Pferde.

Wochenschrift für thierheilkunde und viehzucht. XVI. 97-101. 1872.

Analyse par Zundel. Recueil méd. vet. IX. 460. 1872.

25. 1873. Von Niederhäusern. — Zeitschrift für praktische Veterinärwissenschaften. I. p. 79.

26. 1874. F. A. Zürn. — Die Schmarotzer auf und in dem Körper unserer Haussäugethiere. II. Die pflanzlichen Parasiten. Weimar. 1 édit. 1874. 2 édit.

27. 1874. Perroncito. — Prelezione al corso di anatomia patologica e di patologia generale. Torino. 1874.

28. 1877. C. Davaine. — Traité des entozoaires Paris. 2ᵉ édit. 1877.

29. 1878. L. Beale. The microscope in medicine. 4ᵉ édit. London. 1878. Voir : Entozoon-like bodies in muscles.

30. 1879. Sp. Cobbold. — Parasites ; a treatise of the Entozoa of man and animals. London.

31. 1882. L. Huet. — Note sur des parasites trouvés

dans les poumons et dans les muscles de l'otaria cali-
forniana. Comptes-rendus de la Soc. de biologie, p. 321.

32. 1882. PERRONCITO. — I. parassiti dell' uomo e
degli animali utili. Milano p. 100.

33. 1882. O. BUTSCHLI. — Klassen und ordnungen
der Thierreichs. I. Protozooa. Leipzig. 1882.

34. 1884. G. BALBIANI. — Leçons sur les sporozoaires. Paris. 1884. Journal de micrographie. VII. 1882.

35. 1884. KÜCHENMEISTER UND ZÜRN. — Die Parasiten des Menschen. 2ᵉ édit. Leipzig. 1884.

36. 1884. F. LAULANIÈ. — Sur les utricules psorospermiques des muscles du porc et les altérations qu'ils
déterminent. — Toulouse, in-8.

37. 1884. SEB. RIVOLTA. — Dei parassiti vegetali.
edizione 2ᵉ, Torino. P. 397 et 398.

38. 1885. JONGH. — Sur les parasites dans les muscles des bœufs, buffles, cerfs, chèvres, porcs.

Bladen uitgegeven door de Vereeniging tot Bevor-
dering van Veeartsenijkunde in Nederlandsch Indië.

Analyse. Schweizer archiv fur thierheilkunde. 28 Bd.
6 Heft.

39. 1885. R. BLANCHARD. — Sur un nouveau type de
sarcosporidies.

Comptes-rendus de la Soc. de biologie, p. 417. 1885.

Comptes-rendus de l'Académie des sciences, c. p.
1599. 1885.

40. 1885. R. BLANCHARD. — Note sur les sarcosporidies et sur un essai de classification de ces sporozoaires.

Bulletin de la Société de zoologie de France. X. p.
244. 1885.

41. 1886. Sticker. — Psorospermies dans le cœur d'un mouton.

Archiv für wissenschaftliche und praktische thierheilkunde. 12 vol. 1886. 5 et 6 Heft.

42. 1886. Wolff. — Parasites dans les muscles d'un bœuf.

Archiv für wissenschaftliche und praktische thierheilkunde von Müller und Schütz. XII. Bd. 1886.

43. 1886. List. — Untersuchungen über die und auf dem Körper des gesunden Schafes vorkommenden niederem Pilze.

Inaug. dissert. Leipzig.

44. 1886. Moulé et Railliet. — Notes sur quelques sporozoaires.

Bull. Soc. centrale méd. vét. 25 mars 1886.

45. 1886. Morot et Railliet. — Nodules psorospermiques dans l'œsophage d'une chèvre.

Bull. Soc. centrale méd. vét. 1886.

46. 1886. Moulé. — Des psorospermies chez les bovinés.

Bull. Soc. centrale méd. vét. 1886.

47. 1886. Railliet. — Zoologie médicale et agricole.

48. 1886. Blanchard. — Traité de zoologie médicale.

49. 1886. Dr Huet. — Société Linnéenne de Normandie. Caen. Bull. décembre. 1885.

50. Hilgendorf. — Bemerkungen über die sogenannte Krebspest; inbesondere über Psorospermien Hackelü.

In Sitz. Ber. ges. nat. Freunde. Berlin, p. 179, 183, 80.

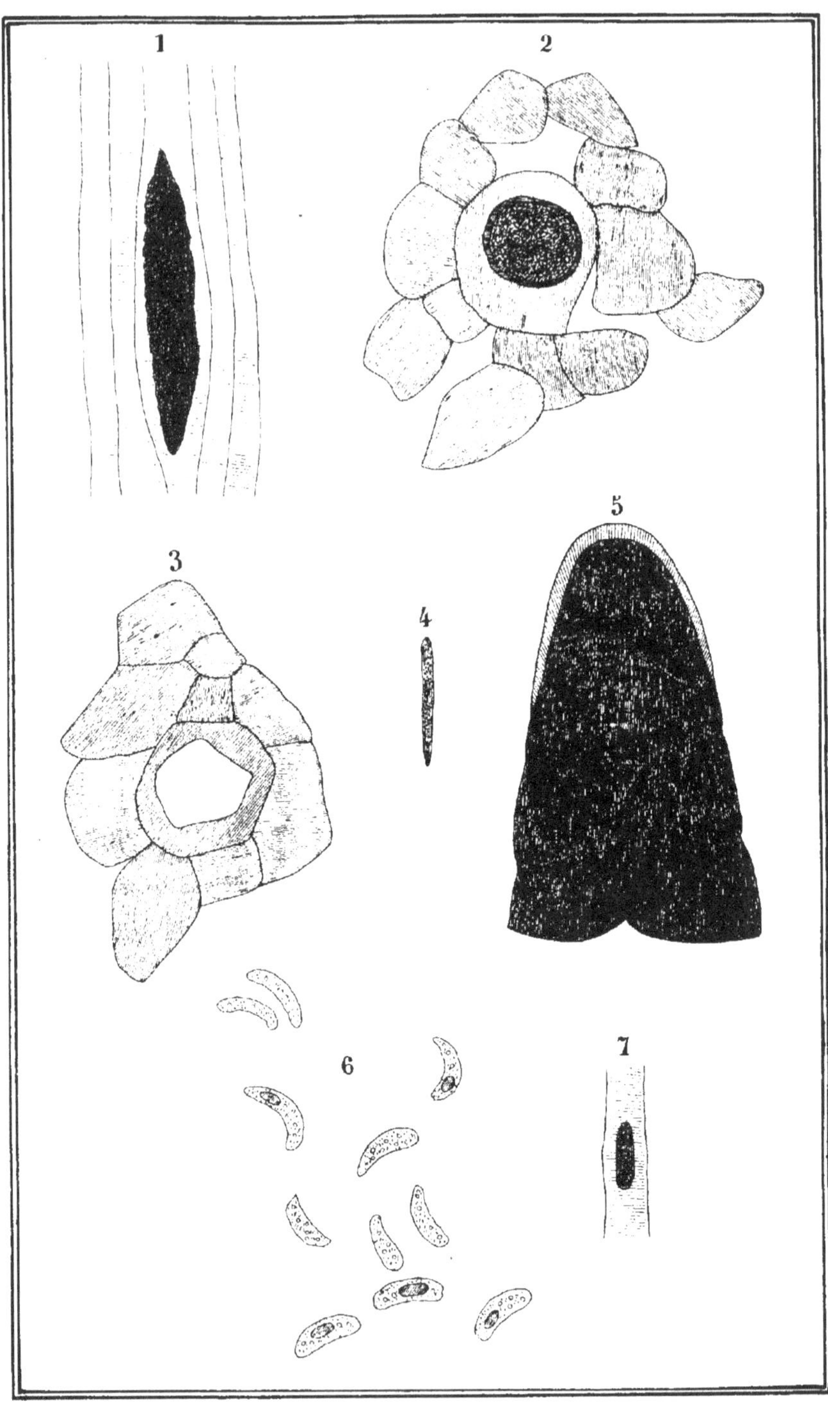

EXPLICATION DES PLANCHES ET DES FIGURES.

PLANCHE I (¹).

SARCOSPORIDIE DU MOUTON.

Fig. 1. *Sarcosporidie du tissu musculaire*. Fibre musculaire coupée aux ciseaux et pressée entre 2 lamelles de verre. — Oculaire 1, objectif 4.

Fig. 2. *Coupe transversale du tissu musculaire* montrant la disposition de la sarcosporidie dans l'intérieur de la fibre musculaire. — Oculaire 1, objectif 9.

Fig. 3. *Coupe transversale du tissu musculaire* montrant dans un faisceau primitif, la place occupée par une sarcosporidie, détachée pendant le montage de la préparation. — Oculaire 1, objectif 9.

Fig. 4. *Sarcosporidie isolée*. — Oculaire 1, objectif 0.

Fig. 5. *Sarcosporidie isolée*. Une des extrémités de la précédente. — Oculaire 1, objectif 12 à immersion homogène.

Fig. 6. *Corpuscules réniformes*. Corps contenus dans les tubes psorospermiques. — Oculaire 1, objectif 12 à immersion homogène.

Fig. 7. *Sarcosporidie jeune dans une fibre musculaire*. — Oculaire 1, objectif 4.

(1) Tous ces dessins et les suivants ont été faits d'après des préparations originales et dessinés avec la chambre claire de Malassez, au niveau de la platine d'un microscope Vérick.

PLANCHE II.

SARCOSPORIDIE DE LA CHÈVRE.

Fig. 1. *Sarcosporidie dans une fibre musculaire.* — Oculaire 1, objectif 2.

Fig. 2. *Sarcosporidie isolée.* — Oculaire 1, objectif 0.

Fig. 3. *Sarcosporidie isolée.* Une des extrémités de la précédente. — Oculaire 1, objectif 12 à immersion homogène.

Fig. 4. *Corpuscules réniformes.* Corps contenus dans les tubes psorospermiques. — Oculaire 1, objectif 12 à immersion homogène.

Fig. 5. *Coupe transversale du tissu musculaire* montrant une sarcosporidie dans un faisceau primitif. — Oculaire 1, objectif 9.

PLANCHE III.

SARCOSPORIDIE DU BŒUF.

Fig. 1. *Groupe de sarcosporidies* dans une portion de muscle de l'abdomen. — Grandeur naturelle.

Fig. 2. *Sarcosporidie isolée.* — Grandeur naturelle.

Fig. 3. *Sarcosporidie invisible à l'œil nu.* — Oculaire 1, objectif 0.

Fig. 4. *Extrémité d'une sarcosporidie visible à l'œil nu.* 1/6 de longueur. — Oculaire 1, objectif 0.

Fig. 5. *Extrémité d'une sarcosporidie visible à l'œil*

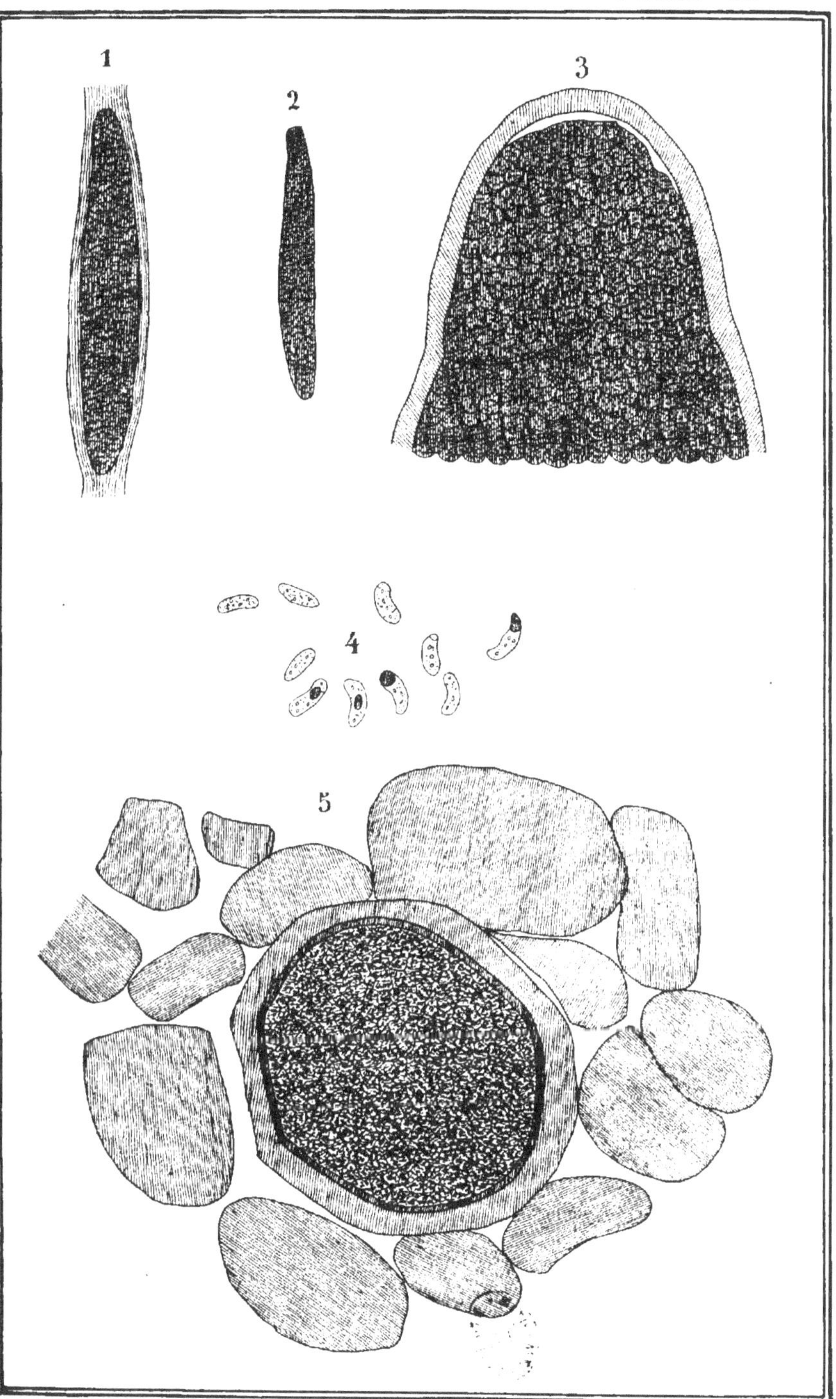

Planche II
1
2
3
4
5

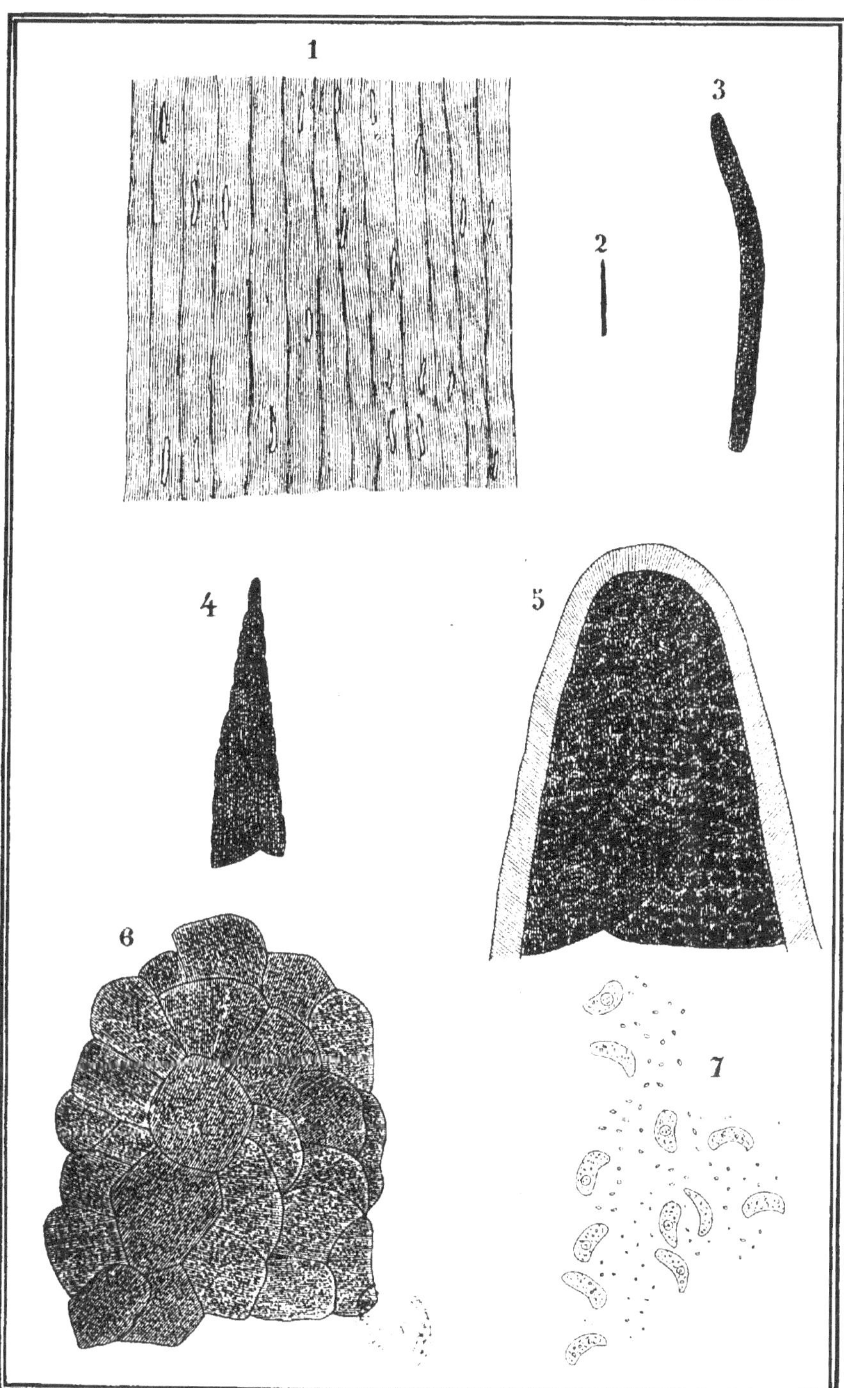

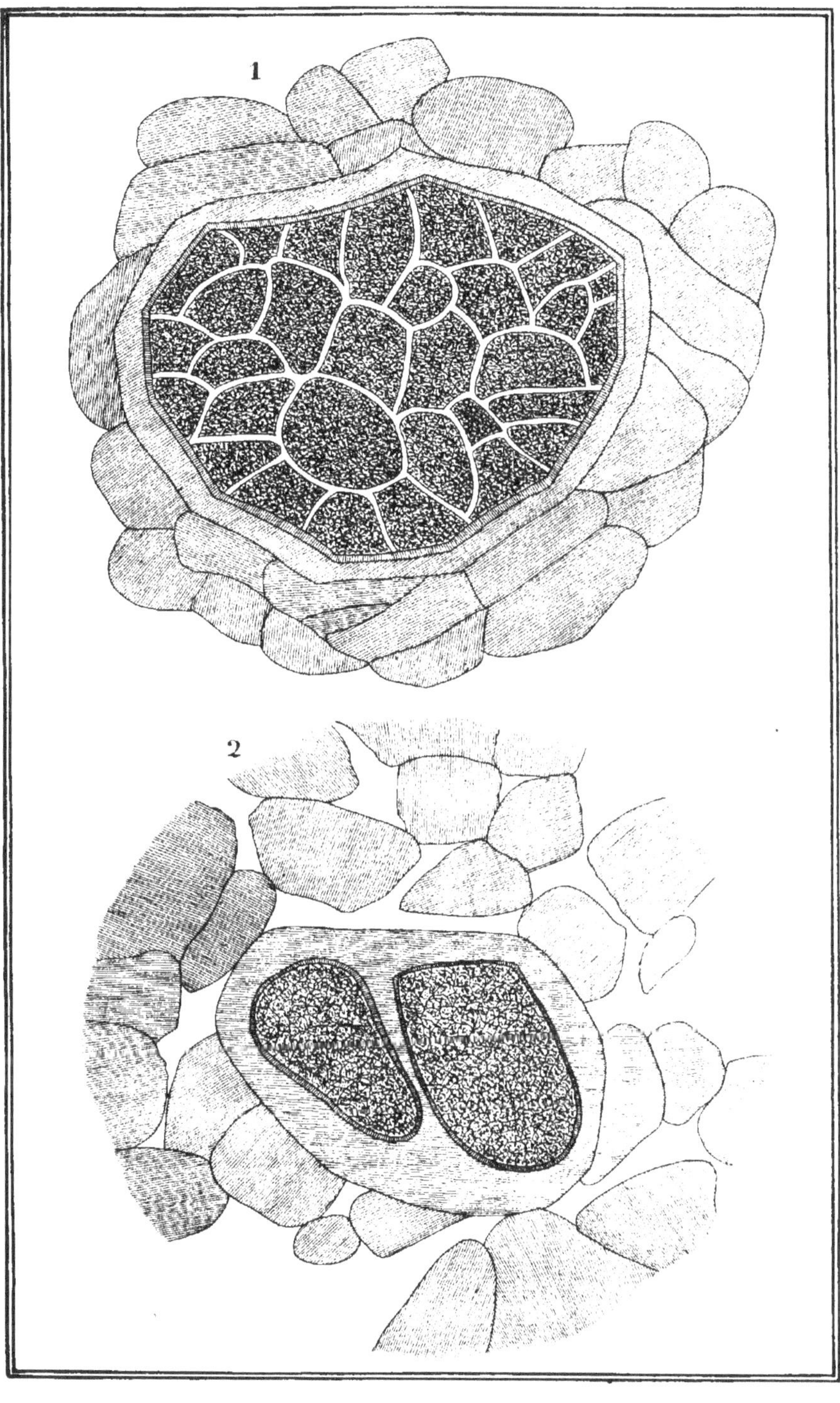
1
2

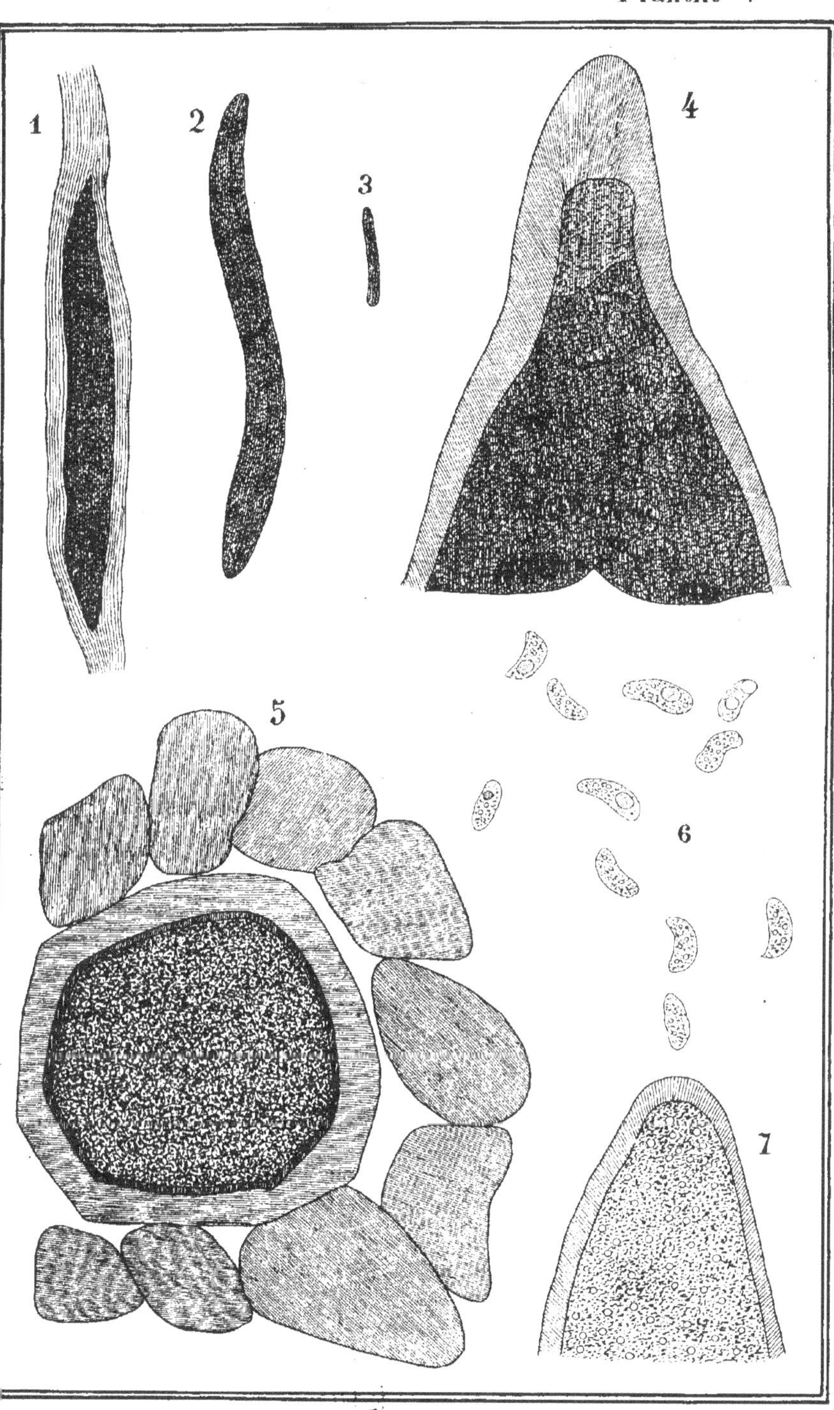

nu. 1/6 de longueur. — La même. Oculaire 1, objectif 12 à immersion homogène.

Fig. 6. *Carapace (?) d'une sarcosporidie* montrant la division de l'intérieur en loges. — Oculaire 1, objectif 4.

Fig. 7. *Corpuscules réniformes.* — Oculaire 1, objectif 12 à immersion homogène.

PLANCHE IV.

SARCOSPORIDIES (BŒUF ET PORC).

Fig. 1. *Coupe transversale du tissu musculaire (bœuf)* montrant la coupe d'une sarcosporidie visible à l'œil nu. — Oculaire 1, objectif 9.

Fig. 2. *Coupe transversale du tissu musculaire (porc)* montrant 2 sarcosporidies dans une même fibre musculaire. — Oculaire 1, objectif 9. Dessiné d'après une préparation de M. Railliet.

PLANCHE V.

SARCOSPORIDIE DU PORC (N° 2).

Fig. 1. *Sarcosporidie dans une fibre musculaire.* — Oculaire 1, objectif 2.

Fig. 2. *Sarcosporidie isolée* (porc ladre). — Oculaire 1, objectif 0.

Fig. 3. *Sarcosporidie isolée, jeune* (porc maigre). — Oculaire 1, objectif 0.

Fig. 4. *Une extrémité de la sarcosporidie* (fig. 2). — Oculaire 1, objectif 12 à immersion homogène.

Fig. 5. *Coupe transversale du tissu musculaire* montrant un faisceau primitif occupé par une sarcosporidie. — Oculaire 1, objectif 9.

Fig. 6. *Corpuscules réniformes.* Corps contenus dans les tubes psorospermiques. — Oculaire 1, objectif 12 à immersion homogène.

Fig. 7. *Une extrémité de la sarcosporidie* (fig. 3). — Oculaire 1, objectif 12 à immersion homogène.

PLANCHE VI.

SARCOSPORIDIE DU PORC (N° 3).

Fig. 1. *Granulations calcaires (sarcosporidies calcifiées) du tissu musculaire.* (Psoas). — Grandeur naturelle.

Fig. 2 *Granulation psorospermique calcifiée.* — Oculaire 1, objectif 2.

A. Tissu musculaire coupé transversalement.

B. Granulation coupée transversalement.

C. Zône centrale. D. Concrétions calcaires.

E. Zône périphérique de prolifération embryonnaire.

PLANCHE VII.

SARCOSPORIDIE DU PORC (N° 4) ET DU RAT.

Fig. 1. *Tissu musculaire du porc contenant une grande quantité de sarcosporidies.* — Oculaire 1, objectif 0.

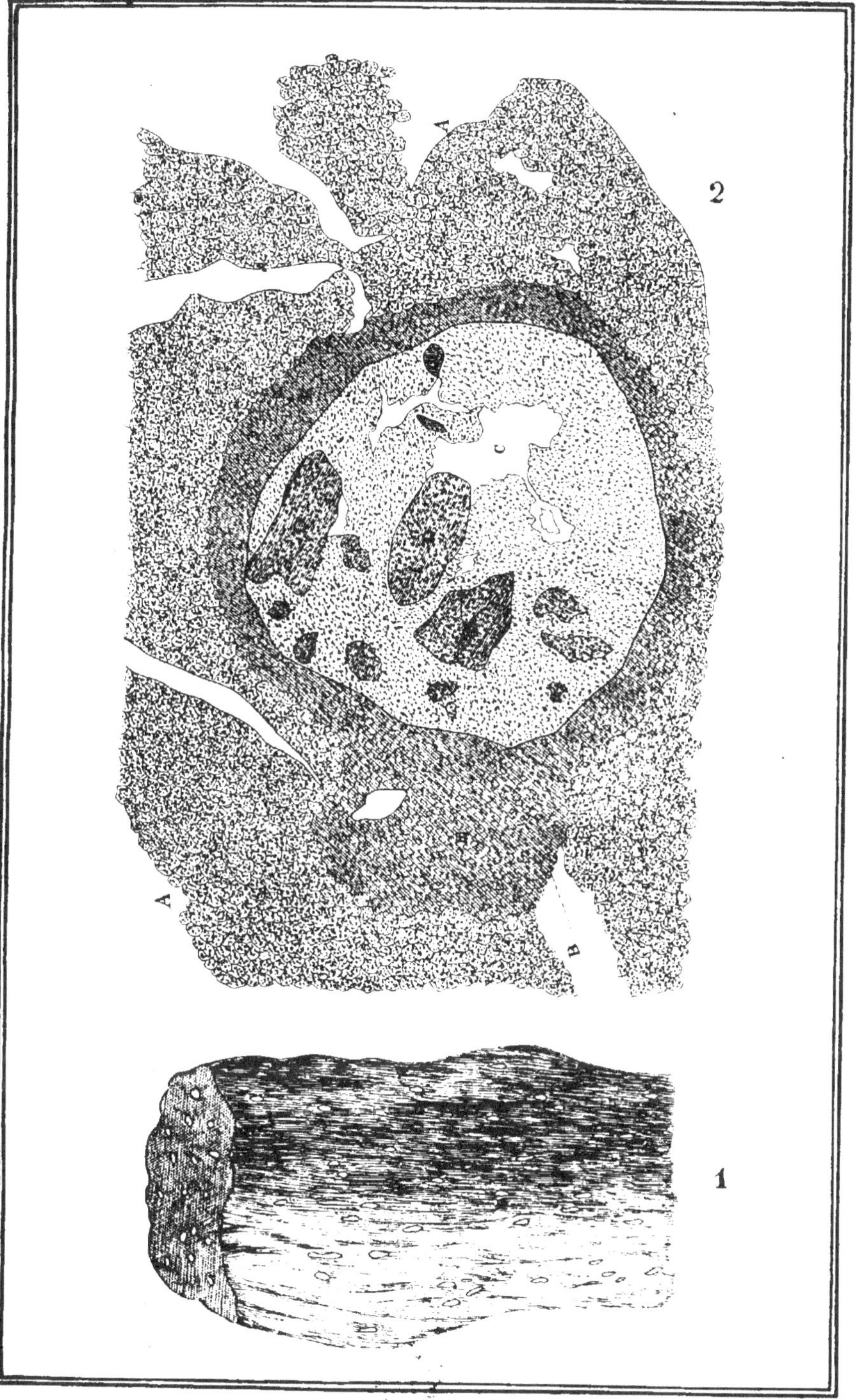

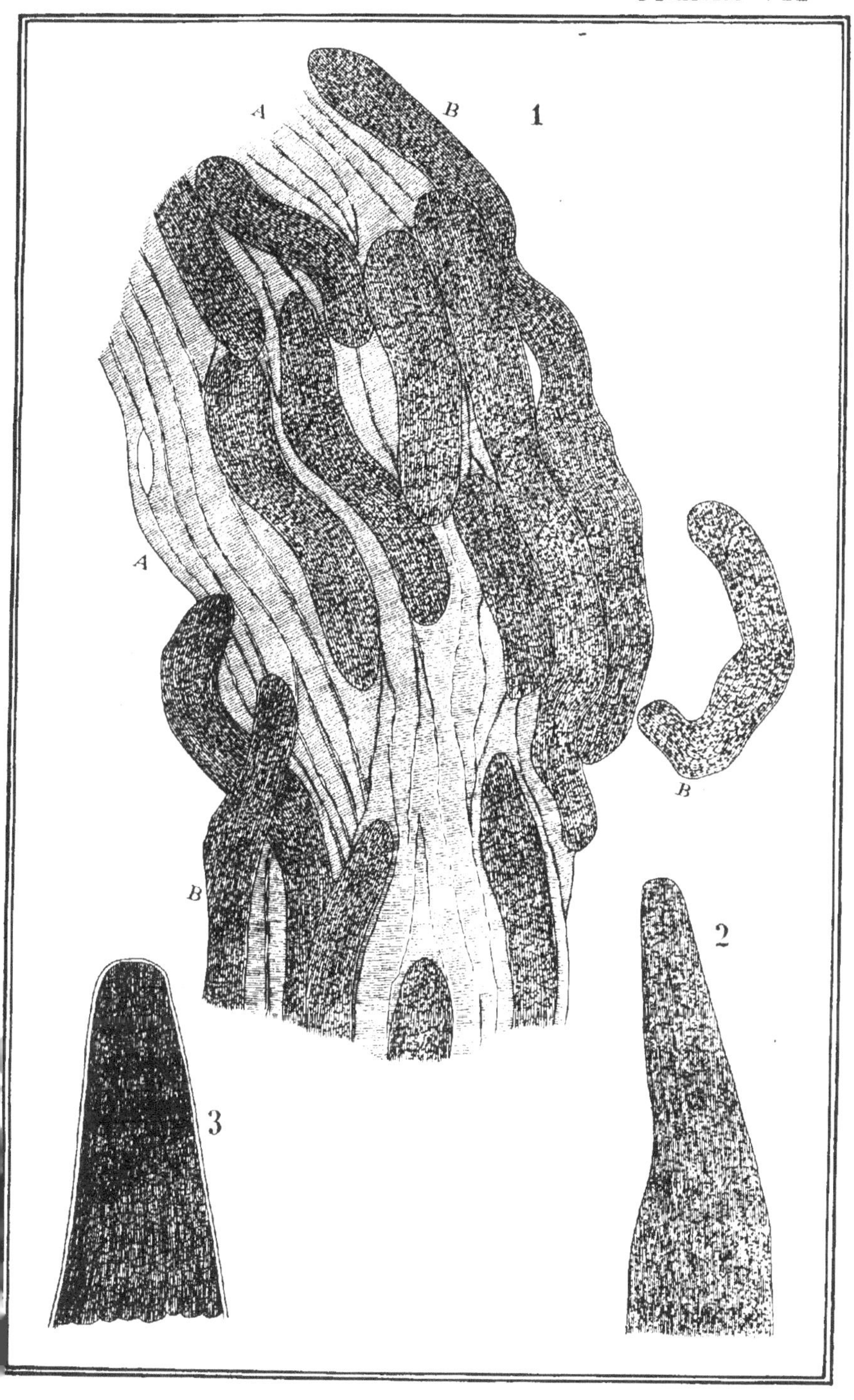
A
B
1
A
B
B
2
3

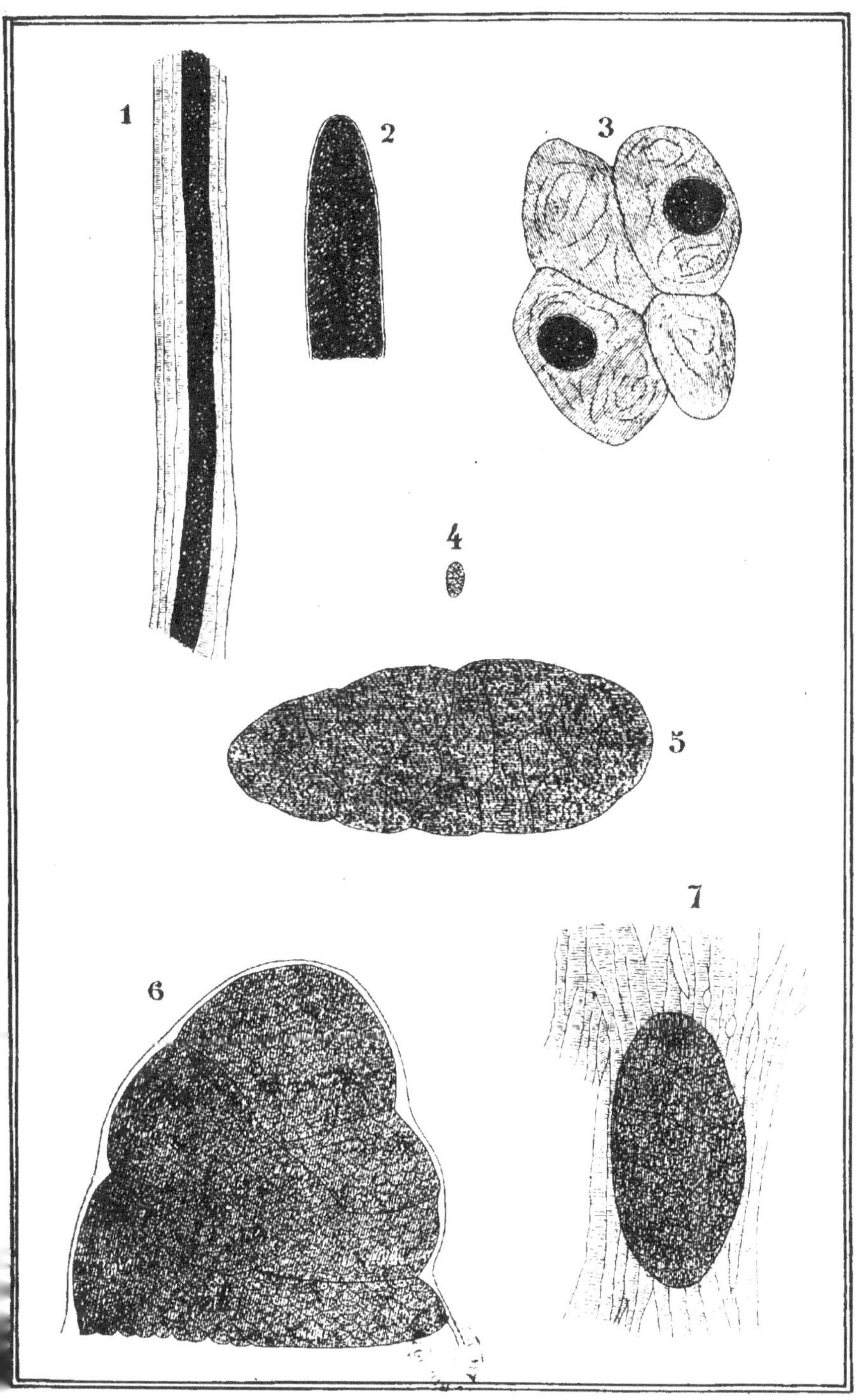

A. Fibres musculaires.

B. Sarcosporidies.

Fig. 2. *Extrémité d'une sarcosporidie du rat (isolée).* — Oculaire 1, objectif 4.

Fig. 3. *La même.* — Oculaire 1, objectif 9.

PLANCHE VIII..

SARCOSPORIDIES DE L'OTARIE ; DU CŒUR DU MOUTON.

A. SARCOSPORIDIES DE L'OTARIE.

Fig. 1. *Sarcosporidie dans une fibre musculaire.* — Oculaire 1, objectif 4.

Fig. 2. *Sarcosporidie isolée* (extrémité). — Oculaire 1, objectif 9.

Fig. 3. *Coupe transversale du tissu musculaire* présentant des sarcosporidies coupées transversalement. — Oculaire 1, objectif 9.

Préparations originales faites sur un morceau de muscle de l'otarie conservé dans le liquide de Müller.

B. SARCOSPORIDIES DU CŒUR (MOUTON).

Fig. 4. *Sarcosporidie isolée.* — Oculaire 1, objectif 0.

Fig. 5. *Sarcosporidie isolée.* — Oculaire 1, objectif 7.

Fig. 6. *Extrémité de la précédente.* — Oculaire 1, objectif 12 à immersion homogène.

Fig. 7. — *Sarcosporidie dans une fibre musculaire du cœur.* — Oculaire 1, objectif 7.

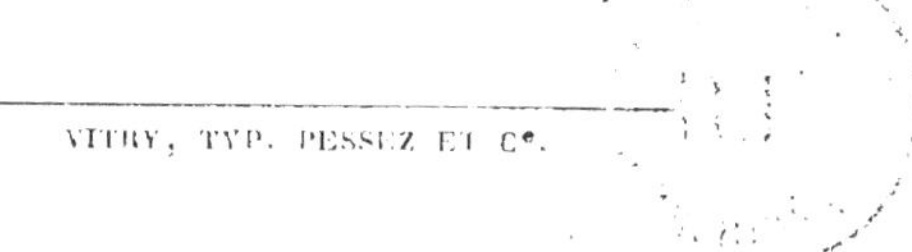

VITRY, TYP. PESSEZ ET Cᵉ.

www.ingramcontent.com/pod-product-compliance
Lightning Source LLC
Chambersburg PA
CBHW071248130726
47998CB00003B/1092